BEI GRIN MACHT SICH IHR WISSEN BEZAHLT

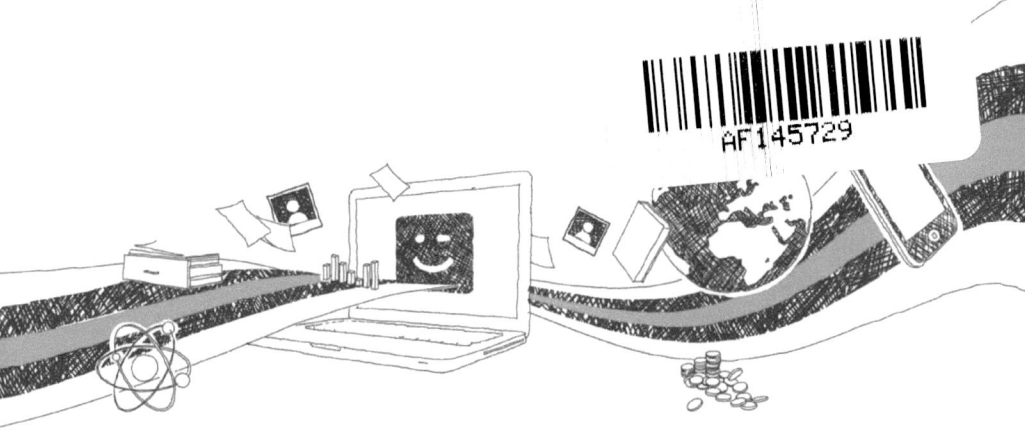

AF145729

- Wir veröffentlichen Ihre Hausarbeit,
  Bachelor- und Masterarbeit

- Ihr eigenes eBook und Buch -
  weltweit in allen wichtigen Shops

- Verdienen Sie an jedem Verkauf

Jetzt bei www.GRIN.com hochladen
und kostenlos publizieren

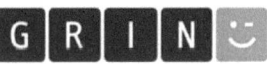

Bibliografische Information der Deutschen Nationalbibliothek:

Die Deutsche Bibliothek verzeichnet diese Publikation in der Deutschen National-
bibliografie; detaillierte bibliografische Daten sind im Internet über http://dnb.d-
nb.de/ abrufbar.

Impressum:

Copyright © 2013 GRIN Verlag
Druck und Bindung: Books on Demand GmbH, Norderstedt Germany
ISBN: 9783668758179

Dieses Buch bei GRIN:

https://www.grin.com/document/432914

Anonym

Leistungssteigerung durch Höhentraining

GRIN Verlag

Campus Koblenz

Institut für Sportwissenschaft

Modul 2.4: Vertiefung Sportmedizin
SS 2012

Hausarbeit

Leistungssteigerung

durch Höhentraining

Studiengang: Lehramt an Gymnasien (Ba.Ed.)

Inhaltsverzeichnis

1. Einleitung

Anlass zum Höhentraining waren die Olympischen Spiele 1968 in Mexico City in 2.240m Höhe, denn bei Ausdauersportarten über zwei Minuten wurde ein Leistungsrückgang von zwei bis acht Prozent festgestellt. Daher erkannte man, dass ein präventives Höhentraining eingesetzt werden muss um die Leistungsabnahme bei einem Wettkampf in der Höhe zu verhindern (vgl. NEUMANN u.a. 2005, 308). Des Weiteren hat man festgestellt, dass solch ein Training aufgrund der Steigerung der sportlichen Ausdauerleistungsfähigkeit auch als Vorbereitung auf Leistungen im Flachland eingesetzt werden kann.

Aufgrund des in der Höhe herrschenden Sauerstoffmangels und der damit verbundenen Verringerung der Sauerstoffaufnahmekapazität des Blutes erzwingt das Höhentraining physiologische Anpassungserscheinungen des gesamten Organismus (vgl. WEINECK 2004, 288). Da das Blut somit einen niedrigeren Sauerstoffgehalt hat, kann folglich nicht mehr so viel Sauerstoff zu den Muskeln transportieren werden. Der Körper versucht dies zu kompensieren, indem er beispielsweise ein Hormon (Erythropoetin) ausschüttet das dazu führt, dass vermehrt rote Blutkörperchen gebildet werden, welche für den Transport von Sauerstoff zuständig sind. Ein Höhentraining hat allerdings nicht nur positive Auswirkungen auf den Organismus, wodurch der Sportler bzw. sein Körper ständig versuchen muss die negativen Effekte auszugleichen. Ein Beispiel dafür ist die Abnahme des Wassergehaltes in der Höhe, denn dadurch steigt der Hämatokrit, weswegen die Vermehrung der roten Blutkörperchen dem Körper wiederum zum Verhängnis wird. Durch den erhöhten Hämatokrit wird das Blut nämlich dickflüssig, was Thrombosen oder sogar Herzinfarkte zur Folge haben kann. Um sich die erhöhte Anzahl der roten Blutkörperchen trotzdem vorteilhaft zu machen, muss der Sportler viel trinken.

Das Höhentraining bringt noch viele weitere Trainingseffekte, wie die Steigerung des Atemminutenvolumens oder des Herzminutenvolumens mit sich. Solche physiologischen Wirksamkeiten können allerdings nur mit einem Training ab drei Wochen Dauer eintreten. Dabei ist es wichtig, dass man bestimmte trainingsmethodische Voraussetzungen beachtet, da diese die größte Bedeutung für den späteren sportlichen Erfolg haben. So muss man beispielsweise wissen, dass man in der Höhe zunächst die Belastungsintensität herunterschrauben muss, da es ansonsten zu einer erhöhten Laktatanhäufung kommt, die den Sportler folglich stark ermüden lässt.

Nichts desto trotz hat sich das Höhentraining unter der Beachtung der trainingsmethodischen Hinweise als international bewährte Vorbereitungsvariante auf sportliche Leistungshöhepunkte herausgestellt (vgl. NEUMANN u.a. 2005, 308).

2. Physikalische Veränderungen in der Höhe

Mit zunehmender Höhe unterscheiden sich mehrere physikalische Größen von denen in tiefen Lagen. Der Hauptunterschied zwischen dem Flachland und der Höhenlage ist der in Höhen immer geringer werdende Luftdruck.

2.1. Luftdruck

In der folgenden Abbildung erkennt man, dass eine auf Meereshöhe gelegene Stadt wie München einen Luftdruck von ca. 720 mmHg hat und im Gegensatz dazu auf der Alpspitze, die sich in 2000 Metern Höhe befindet, nur noch ein Luftdruck von ca. 580 mmHg herrscht. In 6000 m Höhe beträgt er bereits weniger als die Hälfte des Luftdruckes in der Höhe des Meeresspiegels (vgl. HORST DE MAREES 1989, 229).

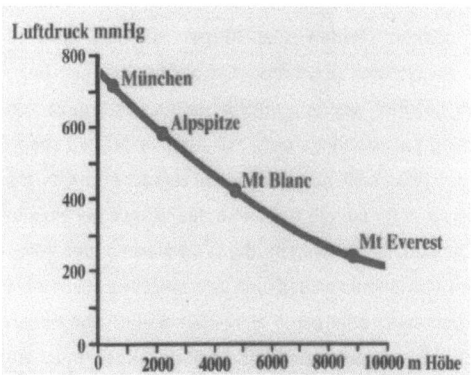

Abb. 1: Abnahme des Luftdruckes mit zunehmender Höhe. (HORST DE MARÉES, 1989, 229)

2.2. Luftdichte

Parallel zur Verringerung des Luftdruckes verringert sich die Anzahl der Gasmoleküle, wodurch es des Weiteren zu einer Abnahme der Luftdichte in der Höhe kommt. Diese führt zu einem gesenkten Strömungswiderstand, welcher sich auf die Geschwindigkeit von Sportarten wie Sprint, Radfahren oder Skifahren positiv auswirkt. Des Weiteren folgt aus der geringeren Luftdichte eine Verringerung des Atmungswiderstandes, sodass folglich die

Atemarbeit reduziert wird und somit das maximale Atemminutenvolumen (AMV)[1] in der Höhe gegenüber dem Flachland größer ist.

2.3. Sauerstoffpartialdruck

Trotz der Veränderung des Luftdrucks und der Luftdichte bleibt der Sauerstoffanteil in der Luft auf verschiedenen Höhen immer konstant (20,93 %). Dafür verändert bzw. reduziert sich mit zunehmender Höhe der Sauerstoffpartialdruck (pO_2)[2] linear zum Luftdruck, wodurch in der Höhe absolut weniger Sauerstoff (O_2) zur Verfügung steht. Wie aus Tabelle 1 hervorgeht, liegt der pO_2 auf Meereshöhe bei 149 mmHg (19,9 kPa) und in 5000 m Höhe ist der Druck mit 75 mmHg (10,0 kPa) auf bereits die Hälfte abgesunken. Entscheidend ist, dass dies zu einer Verringerung der O_2-Aufnahmekapazität des Blutes führt, denn der alveolare pO_2 ist im Vergleich zur Umgebungsluft nochmals erniedrigt (vgl. HORST DE MARÉES 1989,229/230).

,,Mit zunehmender Höhe sinkt der Druck und damit der Sauerstoffpartialdruck (pO_2) in der Luft ab, wodurch der pO_2, in den Lungenalveolen und im arteriellen Blut abfällt. Es besteht die Gefahr des O_2-Mangels in den Körpergeweben (Gewebshypoxie)" (HORST DE MARÉES 1989, 233).

Höhe	Luftdruck		02-Gehalt	pO2 der Inspirationsluft	
m	mmHg	kPa	%	mmHg	kPa
0	760	101,3	20,93	149	19,9
1000	674	89.9	20,93	131	17,5
2000	596	79.5	20,93	115	15, 3
2500	560	74,7	20.93	107	14,3
3000	526	70,1	20,93	100	13,3
5000	405	54.0	20,93	75	10,0
8000	267	35,6	20,93	46	6,1
12000	145	19,3	20,93	21	2.8

Tabelle 1: Abnahme des Luftdruckes und des Sauerstoffpartialdruckes mit der Höhe.(HORST DE MARÉES, 1989, 230)

---

[1] AMV: Das Atemminutenvolumen ist das Volumen, das in einer Minute gewechselt wird, ist also das Atemzugvolumen multipliziert mit der Anzahl in dieser Zeit (BARTELS 2004, S.197).
[2] pO2: Der Sauerstoffpartialdruck entspricht dem Anteil des Sauerstoffs am Gesamtdruck innerhalb eines Gasgemisches. Dies folgt aus dem Dalton-Gesetz: die Partialdrücke der einzelnen Gase eines Gemisches addieren sich zum Gesamtdruck [1].

Das Blut hat somit einen niedrigen O_2-Gehalt und kann daher auch nicht bei bestimmter Arbeit genug O_2 zu den Muskeln transportieren. Um der Gefahr des O_2-Mangels entgegenzuwirken, erfolgen im Körper bestimmte Anpassungsmechanismen, sodass man den veränderten Belastungen in der Höhe entgegensteuern kann. Auf die Anpassungsreaktionen wird im weiteren Verlauf dieser Arbeit noch genauer eingegangen.

2.4. Umgebungstemperatur und Wasserdampfdruck

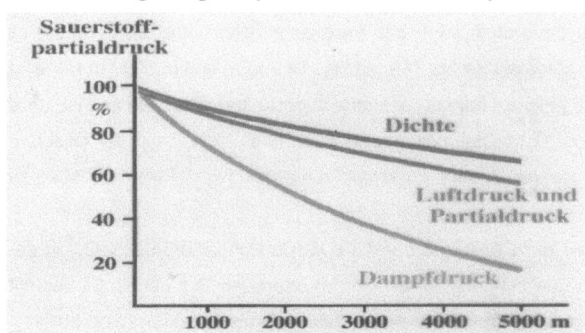

Abb. 2: Prozentuale Änderung physikalischer Größen in der Atmosphäre mit zunehmender Höhe (nach Jungmann). (HORST DE MARÉES, 1989, 229)

In Abbildung 2 wird nochmal deutlich, dass mit zunehmender Höhe der Luftdruck und parallel dazu der Sauerstoffpartialdruck immer mehr abnehmen. Auch die aus dem geringeren Luftdruck resultierende Abnahme der Luftdichte ist deutlich zu erkennen.

Darüber hinaus erkennt man in der letzteren Abbildung eine deutliche Abnahme des Dampfdruckes. Dies hängt mit der in der Höhe ständig sinkenden Umgebungstemperatur zusammen, denn je kälter die Luft ist, umso weniger kann sie Wasser in nicht sichtbarer Dampfform aufnehmen. Daraus entsteht die Gefahr der Austrocknung der Schleimhäute und damit eine Beeinträchtigung des Gasaustausches, schließlich müssen diese beim Einatmen der Luft in die Alveolen 100%ig mit Wasserdampf gesättigt werden. Außerdem kann der Wassermangel zu Blutverdickung führen, welche mehrere Nachteile, wie z.B. eine größere Belastung des Herzens oder die Neigung zu Thromben, zur Folge haben könnte (vgl. HORST DE MARÉES 1989, 231/240).

Um solchen Gefahren entgegen wirken zu können, wird die Zufuhr großer Flüssigkeitsmengen vorausgesetzt. Aus den „Allgemeinen Empfehlungen für das Höhentraining" von Jon Wehrlin geht hervor, dass man die Trinkmenge um 1 Liter Flüssigkeit pro 1000m zusätzlicher Höhe erhöhen sollte [2]. Da dem erwachsenen Menschen auf Meereshöhe eine tägliche Zufuhr von ca. 2-3 Litern Wasser empfohlen wird, würde dies auf einer Höhe von 3000 m eine Flüssigkeitszufuhr von 5-6 Litern bedeuten. Jürgen Weineck dagegen ist sogar der Auffassung, dass die Schweißverluste in der Höhe bei gleicher Fortbewegungsgeschwindigkeit im Vergleich zum Flachland erhöht sind, da die Belastungsintensität höher ist, schließlich herrscht ein ständiger O_2-Mangel. Somit sagt er, dass bei bereits normalen Gebirgstouren Wasserverluste bis zu 8 Liter pro Tag möglich sind (vgl. WEINECK 2007, 290/291).

Zusammenfassend lässt sich somit sagen, dass sich folgende physikalischen Veränderungen in der Atmosphäre mit zunehmender Höhe vollziehen:

→ Verringerung des Luftdrucks
→ Reduzierter Sauerstoffpartialdruck
→ Abnahme der Luftdichte
→ Sinken der Umgebungstemperatur
→ Abnahme des Wasserdampfdruckes der Luft
   (vgl. HORST DE MARÉES 1989, 228)

3. Anpassungsreaktionen des Körpers an die Höhe

Um der Gefahr des O_2-Mangels in der Höhe entgegen wirken zu können, verfügt der menschliche Organismus zum einen über akute Anpassungsmechanismen, die bereits in den ersten Stunden der Höhenexposition erfolgen, und zum anderen über chronische Anpassungsmechanismen, die sich erst mit zunehmender Akklimatisationsdauer bzw. bei längerem Aufenthalt in der Höhe leicht erhöhen.

3.1. Zunahme des Atemminutenvolumens

Der Anstieg des Atemminutenvolumens ist die schnellste Anpassung des Körpers an den sinkenden Sauerstoffpartialdruck. Durch den erniedrigten arteriellen O_2-Druck hat der Körper das Bestreben den O_2-Mangel auszugleichen. Aus diesem Grund werden Chemorezeptoren im Bereich der Halsschlagader und der Körperhauptschlagader erregt, welche eine Weitstellung der Atemwege veranlassen. Dadurch wird neben der bereits erleichterten Atemarbeit aufgrund der geringeren Luftdichte, nun zusätzlich das Atemminutenvolumen in Ruhe gesteigert (vgl. HORST DE MARÉES 1989, 23).

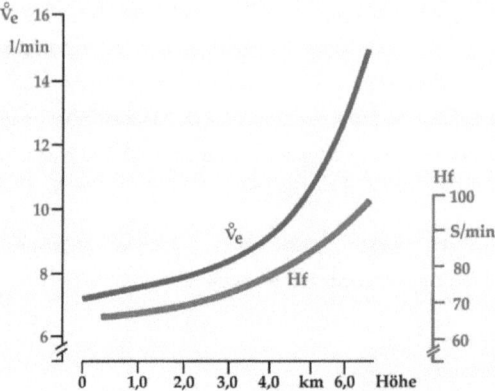

Abb.3 : Zunahme des Atemminutenvolumens (Ve) und der Herzfrequenz (Hf) in körperlicher Ruhe mit steigernder Höhe (nach Roskamm). (HORST DE MARÉES, 1989, 233)

Durch die vermehrte Atmung entsteht zusätzlich ein Hyperventilationseffekt, aufgrund des Reizes des Gewebes nach Sauerstoff. Dies bedeutet, dass infolge der Ventilation vermehrt Kohlenstoffdioxid (CO_2) abgeatmet wird und stattdessen eine Erhöhung des pO_2 entsteht, wodurch das Blut wieder mehr O_2 binden kann.

3.1.1. Säure-Basen-Haushalt

Zunächst verbessert der Hyperventilationseffekt somit die in der Höhe verschlechterten O_2-Aufnahmebedingungen. Nichtsdestotrotz bringt dieser allerdings ungünstige Folgeerscheinungen bezüglich des Säure-Basen-Haushaltes mit sich.

Durch die vermehrte Abatmung von CO_2 ändert sich der Säuregrad des Blutes, da zugleich H+ Ionen entzogen werden. Daraufhin steigt der pH-Wert des Blutes (Blut nun alkalisch) und damit auch die Aufnahmefähigkeit des Hämoglobins für O_2, was anschließend zur Folge hat, dass die O_2-Abgabe aus dem Blut ins Gewebe erschwert ist. Solch eine, wie in Abbildung 4 zu sehen, mit zunehmender Höhe immer größer werdende Linksverschiebung der O_2-Bindungskurve wird als respiratorische Alkalose bezeichnet.

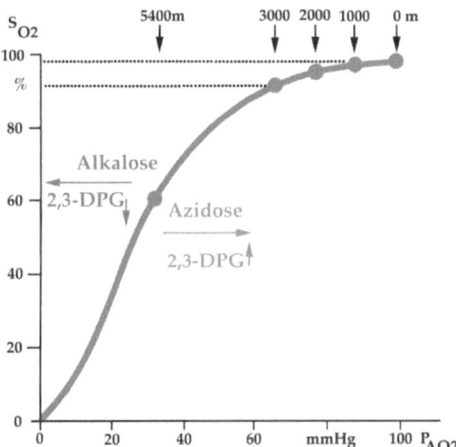

Abb. 4 : Sauerstoffsättigung des Blutes (SO₂%) in Abhängigkeit vom sinkenden Sauerstoffpartialdruck (PAO₂) in der Höhe.

2,3 DPG = 2,3 Diphosphoglycerat (organische Phosphatverbindung in Erythrozyten) (HORST DE MARÉES, 1989,236)

Die respiratorische Alkalose kann kompensiert werden, indem die Niere Bikarbonat[3] ausscheidet, dieses die H+ Konzentration wieder ansteigen lässt und sich somit folglich der Sauerstoff nun doch schneller vom Hämoglobin lösen kann. In mittleren Höhen ist dieser Mechanismus schnell abgeschlossen, in extremen Höhen dagegen bleibt die Alkalose bestehen.

Eine weitere Gegenregulation ist die Steigerung der Aktivität von 2,3 DPG. Die Sauerstoffbindungskurve verschiebt sich durch die Aktivität nach rechts, sodass Hämoglobin leichter an das Gewebe abgegeben werden kann (MAIRBÄURL 2000, 391; HORST DE MARÉES 1989, 236)

3.2. Zunahme des Herzminutenvolumens

Eine weitere einsetzende Anpassungserscheinung des Organismus an die Höhe und den O₂-Mangel ist die Zunahme des Herzminutenvolumens (HMV = Herzfrequenz (HF) x Schlagvolumen (SV)), sodass mehr von dem O₂-ärmeren Blut zur Deckung des O₂-Bedarfs

---

[3]Bikarbonat: Das Kohlensäure-Bicarbonat-Puffersystem ist der wichtigste Blutpuffer zum Auffangen von pH-Schwankungen im menschlichen Blutkreislauf. Es besteht aus der Kohlensäure als Säure und dem Bicarbonation als Base. Wenn das Blut nicht sauer genug ist, löst sich ein Proton (H⁺) von der Kohlensäure, die daraufhin zum Bicarbonation wird. Wenn das Blut dagegen zu viele Protonen enthält, also zu sauer ist, bindet das Bicarbonation ein Proton und wird zur Kohlensäure [3].

durch die Körpergewebe fließen kann. Dies wird zum einem durch die Steigerung der Herzfrequenz, bereits in körperlicher Ruhe, ermöglicht (siehe Abb.3), wobei sich das Schlagvolumen im Vergleich zur Meereshöhe nicht verändert. Zum anderen erfolgt eine Verbesserung der Durchblutung, die HOST DE MARÉES (1989, 235) durch folgende Aussage begründet:

,,Die HMV-Zunahme wird durch eine Abnahme des peripheren Strömungswiderstandes infolge der Weitstellung der Arteriolen bei gesteigerter Kapillarisierung ermöglicht".

Kapillarisierung bedeutet, dass die Kapillardurchblutung zunimmt, wodurch es zu einer Erhöhung der Kapillardichte kommt, da vorher verschlossene Kapillaren aktiviert werden.

Außerdem werden die Kapillaroberflächen erhöht, da es zu einer Verlängerung und Erweiterung vorhandener Kapillaren kommt oder sogar zu einer Kapillarneubildung. Dadurch verbessern sich die Kontaktverhältnisse zwischen dem Gefäßsystem und dem Gewebe, sodass z.B. der Muskel dem arteriellen Blut praktisch den gesamten Sauerstoff entnehmen kann (WEINECK 2007,256).

Wie bereits erwähnt sind die Herzfrequenz und folglich auch das HMV in körperlicher Ruhe und darüber hinaus bei submaximaler Leistung erhöht. Bei maximaler Leistung dagegen entsprechen die Werte der HF, des SVs und somit auch des HMVs in Höhen von bis zu 4000 m den Werten im Flachland oder sind sogar vermindert (vgl. HORST DE MARÉES 1989, 235)

HOLLMANN/STRÜDER (2009, 473) bringen dafür ein gutes Beispiel aus der Erfahrung: ,,Pugh et al. (1964) erlebten nach einem Aufenthalt von mehreren Monaten Dauer in einer Höhe von 5800m eine Reduktion von vorher 22-25 l/min in Meereshöhe auf nunmehr 16-17 l/min. In erster Linie war die Abnahme der maximal erreichbaren Herzfrequenz hierfür verantwortlich. Sie verminderte sich bei einem der Expeditionsteilnehmer von 192 auf 135/min bei einem im Wesentlichen unveränderten Schlagvolumen".

Dies liegt daran, dass bereits im Flachland bei maximaler Arbeit fast der gesamte Sauerstoff durch die arbeitende Muskulatur dem Blut entzogen wird und somit eine noch stärkere periphere Sauerstoff-Ausschöpfung nicht möglich ist.

Durch die Abnahme des O_2-Gehaltes im arteriellen Blut nimmt die maximal ausschöpfbare O_2-Menge pro Volumeneinheit Blut sogar ab, wodurch sich die Reduktion der HMV bei maximaler Belastung erklären lässt (vgl. HORST DE MARÉES, 1989, 235).

3.3. Effekte des Blutes

Bei einem längeren Aufenthalt in der Höhe reagiert der Organismus auf den chronischen O_2-Mangel mit einer Anpassung des Blutes. Die roten Blutkörperchen (Erythrozyten) des Blutes haben die Funktion den roten Blutfarbstoff, das Hämoglobin, welches den Sauerstoff bindet, zu transportieren (vgl. Bartels 121). Um also eine bessere Ausdauerleistung zu erreichen, ist es notwendig die Zahl der Erythrozyten und damit auch die Menge des Hämoglobins zu erhöhen.

Das Training unter Hypoxiebedingungen führt bei ausreichender Dauer zu einer verstärkten Produktion solcher Erythrozyten und des Hämoglobins. Ermöglicht wird dies durch das von den Nieren und der Leber in der Höhe gebildete Hormon Erythropoetin, welches auf Differenzen in der O_2-Sättigung des Blutes reagiert und damit die Bildung neuer Erythrozyten veranlasst. Eine weitere Wirkung des Hormons ist außerdem die erneute Aktivierung von 2,3 DPG (2,3 Diphosphoglycerat), die wie bei der Gegenregulation der respiratorischen Alkalose, eine herabgesetzte O_2-Bindung des Hämoglobins bewirkt, wodurch die Abgabe des Sauerstoffs an das Gewebe erleichtert wird (vgl. NEUMANN u.a. 2005, 311/312).

3.3.1. Hämatokrit

Neben der Vermehrung der Erythrozyten kommt es zu einer Steigerung des Hämatokritwertes[4].

Dieser ist zurückzuführen auf die Abnahme des Wassergehaltes des gesamten Körpers und damit auch des Blutvolumens (vgl. HORST DE MARÉES 1989, 239). Wie bereits erwähnt, kommt es mit der Höhe zu einer Abnahme des Dampfdruckes, welcher die Austrocknung von Schleimhäuten oder wie soeben beschrieben den Plasmaverlust bewirken kann.

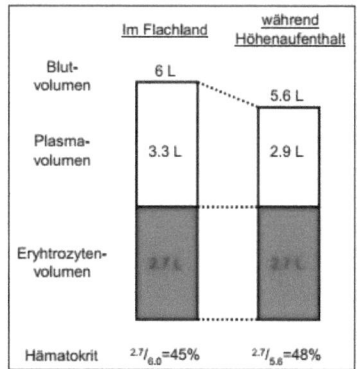

Abb. 5: Effekte einer akuten Höhenexposition auf das Blutvolumen, Blutplasmavolumen, Erythrozytenvolumen und den Hämatokritwert. [4]

---

[4] Hämatokritwert: Durch Zentrifugieren lässt sich Blut in Plasma und Blutkörperchen trennen. Der prozentuale Anteil aller Blutkörperchen am Gesamtvolumen wird als Hämatokrit bezeichnet. Der Normalwert für den Mann ist (46±1,5) %, für die Frau (41±1,5) % (BARTELS 2004,120)

„Die Beziehung zwischen Hämatokrit und Hämoglobingehalt ist in mittlerer Höhe praktisch nur durch den Plasmaverlust gekennzeichnet" (HOLLMANN/STRÜDER 2009, 467).

Dieses kann man anhand von Abbildung 5 gut beschreiben, denn wie man erkennt, verändert sich die Prozentangabe des Hämatokrits von 45 % auf 48 % aufgrund der Abnahme des Plasmavolumens. Solch eine Änderung erfolgt bereits bei einer akuten Höhenexposition, daher kann man sich gut vorstellen wie der Hämatokritwert bei einer chronischen Höhenexposition noch weiter ansteigen würde.

Folglich ist die stattfindende Erythrozytenneubildung gegenüber der Hämokonzentration (Bluteindickung) eine eher nachrangige Größe. Im Flachland beträgt ein optimaler Hämatokrit 40 % und in der Höhe 50 %. Ein höherer Wert verschlechtert allerdings die O_2-Transportkapazität des Blutes, da das Blut dann zähflüssig wird und nur schlecht das dünne Kapillarnetz durchdringen kann.

Dadurch besteht die Gefahr der Bildung von Blutgerinnseln, welche kleinste Gefäße verschließen können. Des Weiteren steigt aufgrund der ungenügenden O_2-Versorgung der Gewebe die Herzbelastung , da das Herz versucht noch stärker zu pumpen (HORST DE MARÉES 1989, 240).

Damit also die erhöhte Erythrozytenanzahl zum Vorteil wird und der Hämatokrit nicht ansteigt können zwei verschiedene Gegenmaßnahmen getroffen werde. Zum einen soll die Trinkmenge auf ca. 8 Liter pro Tag erhöht werden und zum anderen kann man nach ca. 3 Wochen Akklimatisationszeit in der Höhe eine Hämodilution (Blutverdünnung) durchführen. „Dabei werden 500-700 ml Eigenblut abgenommen und durch menschliches Blutserum aus mitgeführten sterilen Konserven ersetzt. Der Hämatokrit fällt dadurch ab und bleibt 1-2 Wochen auf dem günstigen Niveau von ca. 50 %" (HORST DE MARÉES 1989,240).

3.3.2. Ist Höhentraining eine Form des Dopings?

Aus der WADA[5]-Verbotsliste, die nach der Veröffentlichung der NADA ins Deutsche übersetzt worden ist, geht hervor, dass das Blutdoping durch Erythropoetin (EPO) verboten ist [5]. Das Doping mit EPO führt zur Zunahme des Hämoglobins und damit der Sauerstofftransportfähigkeit, daher ist der Effekt des Höhentrainings mit Blutdoping vergleichbar. Allerdings wird dieses von der WADA nicht als Doping gewertet und ist damit ein legaler Weg die Ausdauerleistungsfähigkeit zu verbessern. Schließlich führt der O_2-Mangel in der Höhe zu einer erhöhten, körpereigenen Ausschüttung von EPO und stimuliert

---

[5] WADA: Die World Anti-Doping Agency (WADA) (dt.: *Welt-Antidoping-Agentur*) ist eine internationale Organisation, die weltweit die Maßnahmen gegen das Doping im Leistungssport organisiert [10].

dadurch die Blutbildung im Knochenmark. Da es einen sicheren Nachweis für das Blutdoping gibt, ist die unerlaubte Zufuhr von EPO mittlerweile weitgehend unterbunden. Nichtsdestotrotz muss man beim Höhentraining den dopingkritischen Hämatokritwert beachten, denn wenn der Hämatokritwert am Wettkampftag auf über 50 % steigt, erfolgt eine Wettkampfschutzsperre von 4-7 Tagen und Kontrollen auf EPO. Dabei ist für die WADA zunächst irrelevant, wie der erhöhte Hämatokritwert zustande kam (NEUMANN u.a. 2005,311/312). Meiner Meinung nach ist dies genau der richtige Ansatz von Seiten der WADA, weil dadurch selbst dem legalen Doping Grenzen gesetzt werden. Allein schon weil der Sportler dadurch in seinem Ehrgeiz ein wenig gebremst wird, indem er dazu gezwungen wird ständig viel zu trinken, um den Hämatokitwert von 50 % nicht zu übersteigen. Folglich können so gesundheitliche Schäden beim Sportler verhindert werden, denn wie bereits erwähnt, sorgt der erhöhte Hämatokritwert für zähflüssiges Blut, durch welches das Risiko für Thromben und damit auch für Herzinfarkte und Schlaganfälle steigt.

3.4. Veränderungen innerhalb der Muskelzelle

In der Höhe beeinflusst der O_2-Mangel den Energiestoffwechsel. Es kommt zu einer Erhöhung des Kohlenhydratstoffwechsels, da Kohlenhydrate zu ihrer Verbrennung weniger O_2 benötigen als Fettsäuren. Der ansteigende Kohlenhydratabbau ist durch die, wie in Abbildung 6 zu sehen, erhöhte Laktatbildung feststellbar, die bei unzureichender O_2-Aufnahme durch die gesteigerte Glykolyse vermehrt zunimmt (NEUMANN u.a. 2005, 312).

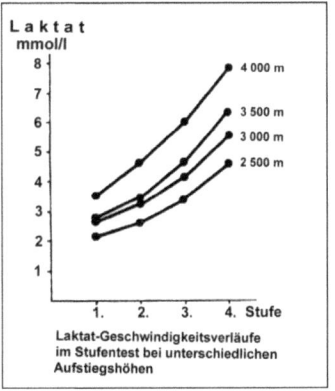

Abb. 6: Vergleich der Laktat-Leistungskurve im Stufentest bei unterschiedlichen Aufstiegshöhen. [9]

Parallel dazu erfolgt eine Zunahme von Myoglobin[6]. Dieses kann den O_2 auch unter vermindertem O_2-Partialdruck intramuskulär binden und dient somit als Sauerstoffspeicher. Des Weiteren erfolgt eine Vermehrung von Mitochondrien und die zur Energiebereitstellung benötigten oxidativen Enzyme (HORST DE MARÉES 1989, 242).

Folgende wichtige Voraussetzung gilt in der Höhe:

Man muss die Belastungsintensität herunterschrauben, da ansonsten das sich immer mehr anhäufende Laktat toxisch auf die Mitochondrien wirkt und folglich über längere Zeit keine hohen Leistungen erbracht werden können. Auch dies kann man an Abbildung 6 erkennen, denn bei gleichbleibender Leistung in der Höhe, im Vergleich zum Flachland, erhöhen sich die Laktatwerte, durch die die Muskeln ermüden und somit die körperliche Leistungsfähigkeit abnimmt. Durch das Herabsetzen der Geschwindigkeit kann man zum einen eine Laktatanhäufung bzw. eine Ermüdung und zum anderen einen Glykogenmangel vermeiden. Denn bei geringerer Geschwindigkeit setzt die Atmungskette ein, die im Vergleich zur Glykolyse eine größere Energiebilanz liefert und somit sparsamer mit dem Glykogen umgeht. Nichtsdestotrotz muss man sehr auf die Ernährung achten, denn eine unzureichende kohlenhydratreiche Ernährung kann zu einem chronischen Kohlenhydratmangel führen. Die Folge wäre schließlich ein höherer Abbau von Proteinen und damit auch eine Verminderung des Muskelfaserquerschnitts (NEUMANN u.a. 2005, 312).

Um dies zu verhindern empfiehlt FUCHS/REISS (1990, 38):

,,Eine kohlenhydratreiche Ernährung beeinflusst die Resynthese des Leberglykogens günstig und gestaltet zugleich die Voraussetzungen für die Energiebereitstellung für nachfolgendes Training unter Hypoxie. Trainer und Sportler müssen bei der Zusammenstellung der Speisepläne darauf achten, dass der Kohlenhydratgehalt der Nahrung 55 bis 65 Energieprozent nicht unterschreitet. Bewährt hat sich die Gabe von kohlenhydratreichen Zwischenmahlzeiten (Kuchen, Getränke mit Traubenzucker u.a.) zur Absicherung dieser Forderung."

Hinzuzufügen ist allerdings noch, dass maximale Leistungen von weniger als eine Minute Belastungsdauer keine Leistungsverschlechterungen aufweisen, da hier die benötigte Energie genauso wie im Flachland sowieso überwiegend anaerob hergestellt wird. Da sich in der Höhe mit abnehmender Luftdichte auch der Luftwiderstand verringert, wirkt sich dies auf

---

[6] Myoglobin: M. ist der rote Muskelfarbstoff, der nur eine Eiweißkette und eine Hämgruppe hat. Es bildet daher einen Sauerstoffspeicher, der dem Muskelgewebe noch weiter O_2 zur Atmung zur Verfügung stellt, wenn die Durchblutung, z.B. bei einer starken Muskelkontraktion, für eine kurze Zeit unterbrochen ist (BARTELS 2004, 124).

die maximale Leistung von Sportarten wie Sprint oder Rudern sogar begünstigend aus (vgl. HORST DE MARÉES 1989, 243).

4. Formen des Höhentrainings

Beim Höhentraining unterscheidet man zwischen dem konventionellem Höhentraining und dem Höhenanpassungstraining. Beim konventionellen Höhentraining trainiert und/oder lebt ein Sportler in der Höhe, um sich dann die Effekte des Trainings im Flachland zu Nutze zu machen. Durch das Höhenanpassungstraining dagegen möchte sich der Sportler der Höhe anpassen, um beispielsweise bei einem in der Höhe stattfindenden Wettkampf bessere Leistung abrufen zu können[6]. Für das Erreichen der Zielsetzungen wurden drei verschiedene Formen des Höhentrainings entwickelt:

Das Konzept **„live high-train high (LHTH)"** ist die klassische Form des Höhentrainings und bedeutet dass der Sportler in der Höhe lebt und trainiert [6]. Vor allem für Wettkämpfe in der Höhe ist diese Form ideal, da man sich dem O_2-Mangel anpasst und so z.b. die Zunahme von Erythrozyten zu einer verbesserten Sauerstoffaufnahme führt. Von Nachteil ist zwar, dass die Belastungsintensität in der Höhe abnimmt, schließlich entsteht sonst ein zu hoher Laktatanfall, allerdings geht es so jedem Sportler des Wettkampfs, sodass sich der Nachteil wieder aufhebt.

Nach dem Konzept **„live low-train high (LLTH)"** lebt der Sportler im Flachland und trainiert in der Höhe. Diese Form soll allerdings geringere und kürzer andauernde Trainingseffekte zur Folge haben, weshalb sie eher als Trainingsergänzung sinnvoll ist [6].

Eine weitere Möglichkeit ist **„live high-train low (LHTL)"**, wobei man in der Höhe schläft und in der Ebene trainiert [6]. Bezüglich dieser Form gibt es in der Literatur allerdings unterschiedliche Meinungen. So sind NEUMANN u.a. (2005, 316) der Auffassung: „ …im Flachland zu trainieren und in der Höhe zu schlafen („sleep high, train low) kann nicht empfohlen werden, da sich im Schlaf oder bei körperlicher Untätigkeit keine leistungsfördernden Höhenanpassungen vollziehen". Auch WEINECK (2007, 288), der nach REISS (1990, 22) zitiert, schätzt ein passives „Höhentraining" in Kombination mit einem Training unter Normalbedingungen für hochtrainierte Athleten als zu unterschwellig ein und vermutet bestenfalls einen Placeboeffekt.

Im Gegensatz dazu empfiehlt HOLLMANN/STRÜDER (2009,475/477)die Methode live high-train low: „Man will hiermit erreichen, einerseits die ausdauerleistungsförderlichen Effekte von mittlerer Höhe benutzen zu können, ohne andererseits die Belastungsintensität im Training reduzieren zu müssen. Grundbedingung für die Zunahme von Erythrozyten ist ein mindestens 18tägiger Aufenthalt von mehr als 12 Stunden pro Tag in 2500 m Höhe. Trainiert wird im Allgemeinen in Höhen um 250 m. Als gesichert gilt unter diesen Bedingungen eine Zunahme des Erythrozytenvolumens...".

Aufgrund einiger Recherchen unterstütze ich persönlich die Theorie von Hollmann & Strüder, schließlich ist diese demnach die beste Vorbereitung für Wettkämpfe im Flachland. Denn während des Schlafens in der Höhe kommt es zu einer Zunahme der Erythrozyten, welche sich auf die Leistung des Sportlers umso positiver auswirkt, wenn man anschließend in einer Höhe von 250 m trainiert, da er in dieser die Intensität nicht herunterschrauben muss. Des Weiteren bin ich der Meinung, dass zusätzliche passive Höhenaufenthalte bezüglich der Gesundheit von Vorteil sind, da beispielsweise die Herzbelastung abnimmt oder die Gefahr der Schleimhautaustrocknung gemildert wird. Für Wettkämpfe in der Höhe wäre ein solches Training sicherlich sinnlos, schließlich muss man sich an die in der Höhe herrschenden Bedingungen anpassen. Daher könnte es sein, dass Neumann und Weineck, die sich, wie oben bereits beschrieben, gegen diese Trainingsform aussprechen, damit möglicherweise nur die Wettkämpfe in der Höhe gemeint haben. Ich vermute deswegen, dass die Meinungen der Autoren deshalb auseinander schweifen, da sie nicht angegeben haben welche Zielsetzung sie mit der Methode letztendlich erreichen wollen, also ein konventionelles Höhentraining oder ein Höhenanpassungstraining.

5. Trainingsgestaltung

Vor der Durchführung eines Höhentrainings müssen vorab einige wichtige Fragestellungen geklärt werden. Man sollte daher zunächst klären, ob die Vorbereitung einem Wettkampf im Flachland dient oder einem in der Höhe gelegenen Wettkampfort. Im Folgenden beschäftigt sich die Hausarbeit allerdings eher mit der Vorbereitung für das Flachland. Des Weiteren ist eine gute aerobe Ausdauerleistungsfähigkeit die Grundvoraussetzung für die Teilnahme an einem solch intensiven Training. Auch Infekte oder andere gesundheitliche Störungen können ein Ausschlusskriterium sein, weshalb empfohlen wird sich einige Tage vor Beginn des Höhentrainings zu erholen. Die Dauer des Höhentrainings sollte ca. 3 Wochen betragen, wenn stabile physiologische Adaptionen erzielt werden sollen (FUCHS/REISS 1990, 56). In der Regel sollen in einem Trainingsjahr sogar 2-3 Höhentrainingslager durchgeführt werden (vgl. NEUMANN u.a. 2005, 315).

Akklimatisation:

Zu Beginn eines Trainingslagers ist je nach Höhe und Hypoxieerfahrung eine Akklimatisation von 3-6 Tagen erforderlich. In dieser Zeit können beispielsweise zügige Bergwanderungen unternommen werden, um sich an die Belastung in der Höhe erst mal gewöhnen zu können (FUCHS/REISS 1990, 56).

<u>1. Phase:</u>

Anfangs soll das Training ausschließlich aerob gestaltet werden, weshalb man hauptsächlich im Grundlagenausdauerbereich 1 (GA1)[7] trainiert. Die Belastungsdauer muss im Vergleich zum Normalfall nicht reduziert werden. Möchte man allerdings in der Höhe die übliche Geschwindigkeit beibehalten, kommt es zu einer Reizerhöhung um 5-10 %, welche anschließend zu einer erhöhten Laktatkonzentration führt. Um dies zu verhindern muss folglich die Intensität und damit die gewohnte Trainingsgeschwindigkeit ab einer Höhe von ca. 2000 m um 5-10 % gesenkt werden. Die gesenkte Intensität soll nichtsdestotrotz schrittweise gesteigert werden (vgl. NEUMANN u.a. 2005, 314/315). Aufgrund der Geschwindigkeitsreduzierung besteht die Gefahr der Entstehung eines Bewegungsstereotypen, weshalb in das Training auch Schnelligkeitsbelastungen eingebaut werden müssen. Dabei sollten die Tempoläufe nicht mehr als 1200m betragen und selbstverständlich mit geringerem Tempo als im Flachland absolviert werden. Des Weiteren ist die Durchführung eines Kraftausdauertrainings (KA) von großer Bedeutung, denn sonst kann die Geschwindigkeitsreduktion einen Rückgang der Kraftfähigkeiten zur Folge haben (vgl. FUCHS/REISS 1990, 67).

<u>2.Phase:</u>

„Zur Herausbildung eines neuen Funktionsniveaus der Ausdauer erfordert unter Hypoxiebedingungen genau wie unter Normalbedingungen, das aerobe System an seiner oberen Funktionsgrenze zu belasten und diese zeitweilig zu überschreiten (FUCHS/REISS 1990, 68, zitiert nach NEUMANN 1987)". Damit ist gemeint, dass nun auch Belastungen im aerob – anaeroben Bereich, somit im Grundlagenausdauerbereich 2 (GA2)[8] und teilweise auch im Bereich der wettkampfspezifischen Ausdauer (WSA)[9], durchgeführt werden sollen. Auch wenn man aufgrund der hohen Anforderungen vorsichtig in diesen Bereichen trainieren muss, reichen Einzelbelastungen oder Belastungen in großen Abständen im GA2-Bereich nicht aus. Um eine Wirkung erreichen zu können, muss sich die Ausschöpfung der Funktionsreserven rhythmisch wiederholen. Damit bei der Durchführung keine zu hohe Erschöpfung entsteht, sieht das trainingsmethodische Konzept vor, das GA1-Training in die größere Höhe zu verlagern und die geringere Hypoxie für das intensive Training zu reservieren (FUCHS/REISS 1990, 72). Wenn man sich allerdings auf einen Wettkampf in der Höhe vorbereitet, hat das Trainieren im GA2-Bereich in der tiefer gelegenen Ebene einen

---

[7] GA1: Da der Sportler sich unterhalb der anaeroben Schwelle befindet, steigt der Laktatspiegel nicht oder nur kaum an. Das Training wird mit einer Pulsfrequenz von 60–70 % des Maximalpulses absolviert [7].

[8] GA2: Das Training wird mit einer Pulsfrequenz von 70–80 % des Maximalpulses absolviert [7].

[9] WSA: Im WSA-Training sollen alle Anforderungen eines Wettkampfes geübt werden. Die Belastung reicht bis an Wettkampfgeschwindigkeiten heran [8].

Nachteil. Schließlich findet der Wettkampf anschließend sowieso in der Höhe statt. Daher ist WEINECK (2007, 292) folgender Meinung: „ Nach einer einige Tage dauernden Eingewöhnungszeit soll die Trainingsleistung in der Höhe genau der des Flachlandes entsprechen. Da das Höhentraining aufgrund seiner Sauerstoffmangelsituation ganz grob vereinfacht nur ein unter erschwerten Bedingungen stattfindendes Flachlandtraining darstellt, kommt es bei gleichem Training wie auf Meereshöhe zu einem spürbar größerem Zuwachs der Dauerleistungsfähigkeit".

Dieser Aussage nach hätte das Training nicht nur einen großen Vorteil für den Sportler, der den Wettkampf im Flachland durchführen wird, sondern auch für den, dessen Wettkampf in der Höhe stattfinden wird. Allerdings wird hierbei die Erschöpfung des Sportlers, die bei einem GA2-Training unter zu großer Hypoxie entsteht und anschließend einen Nachteil für den Wettkampf darstellt, außer Acht gelassen.

Transformationszeit:

Manche Athleten fügen zwei bis vier Tage vor der Rückkehr ins Flachland eine „aktive Erholung" ein, sodass die Reakklimatisation anschließend nicht im zu stark ermüdeten Zustand bewältigen werden muss (vgl. WEINECK 2007,292). Nach der Rückkehr ins Flachland ist die Gestaltung der Trainingsbelastung dann der Kernpunkt der Nachbereitung des Höhentrainings. Besonders die Nichtbeachtung von Regenerationszeiträumen führte bei vielen Sportlern bereits zu Misserfolgen. Da das Training so intensiv war, genügt meist nicht einmal eine Woche, sodass man mit ca. zwei Wochen rechnen muss (vgl. NEUMANN u.a. 2005, 317). Dies würde bedeuten, dass solch ein Trainingslager idealerweise sieben Wochen vor einem Hauptwettkampf im Flachland stattfinden sollte.

Eine Variante des Höhentrainings nach NEUMANN u.a. 2005, 317 im Überblick:

1.Woche: GA1- und KA1-Training

2.Woche: GA1- und KA1-Training bei Umfangssteigerung um 20 %

3.Woche: Nach regenerativer Pause WSA und GA2-Training

4. + 5.Woche: Heimreise und Regeneration bei deutlicher Belastungsminderung

6.Woche: Betonung des WSA Trainings mit Kompensation

7.Woche: Beginn der ersten Wettkämpfe

6. Fazit

Aus dieser Hausarbeit wird ersichtlich, dass das Höhentraining eine Leistungssteigerung für einen Wettkampf in der Höhe als auch im Flachland bewirkt. Allerdings wird ebenfalls deutlich, dass das Training viele Folgen haben kann. Aufgrund der hohen Herausforderung für den Organismus, ist es daher wichtig, dass der Sportler sich in einem optimalen Gesundheitszustand befindet und sich genügend Zeit für die Regeneration lässt. Folglich hat sich das Höhentraining unter der Beachtung der methodischen Inhalte zur Durchführung und der spezielle Regeln als eine bewährte Vorbereitungsvariante für Leistungshöhepunkte herausgestellt.

Literaturverzeichnis

- DE MARÉES, H.: Sportphysiologie. Tropon, Bochum 1989
- BARTELS, R./BARTELS, H.: Physiologie. Lehrbuch der Funktionen des menschlichen Körpers. Urban & Fischer, München 2004
- WEINECK, J.: Optimales Training. Spitta Verlag, Balingen 2007
- HOLLMANN, W./STRÜDER H.: Sportmedizin. Grundlagen für körperliche Aktivität, Training und Präventivmedizin. Schattauer, Stuttgart 2009
- NEUMANN, G./PFÜTZNER, A. (Hrsg.): Optimiertes Ausdauertraining. Meyer & Meyer, Aachen 2005
- MAIRBÄURL, H.: Höhenakklimatisation. In: Deutsche Zeitschrift für Sportmedizin (2000), **12**, 390-395

Internetverzeichnis

[1] http://flexikon.doccheck.com/de/Sauerstoffpartialdruck

    21.08.2012

[2] http://www.kandelphysio.ch/Wissen/images/Hoehentraining.pdf   **21.08.2012**

[3] http://de.wikipedia.org/wiki/Kohlens%C3%A4ure-Bicarbonat-System   **22.08.2012**

[4]
http://www.baspo.admin.ch/internet/baspo/de/home/themen/forschung/fachgruppen_sportwissenschaft/fachgruppe_ausdauer.parsys.66035.downloadList.74280.DownloadFile.tmp/alto06dhoehentrainingshandbuch.pdf

    30.08.2012

[5]   http://www.nada-bonn.de/fileadmin/user_upload/nada/Medizin/Verbotsliste_2012_NADA.pdf

    30.08.2012

[6] http://www.joggen-online.de/lauftraining/trainingstipps/hoehentraining.html **04.09.2012**

[7] http://de.wikipedia.org/wiki/Grundlagenausdauer

    08.09.2012

[8] http://www.hildentri.de/literatur/training%20im%20ausdauersport.pdf   **08.09.2012**

[9]   http://www.la-coaching-academy.de/2008_trainingslehre/2008-11-25-hoehentraining-5.php

    03.09.2012

[10] http://de.wikipedia.org/wiki/World_Anti-Doping_Agency
30.08.2012

Abbildungsverzeichnis:

Tabellenverzeichnis:

BEI GRIN MACHT SICH IHR WISSEN BEZAHLT

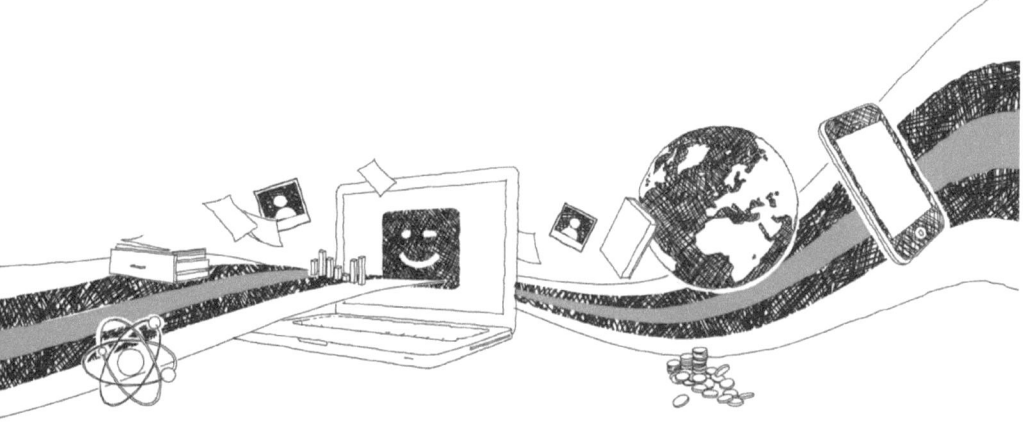

- Wir veröffentlichen Ihre Hausarbeit,
  Bachelor- und Masterarbeit

- Ihr eigenes eBook und Buch -
  weltweit in allen wichtigen Shops

- Verdienen Sie an jedem Verkauf

Jetzt bei www.GRIN.com hochladen
und kostenlos publizieren

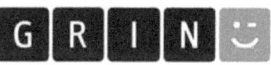